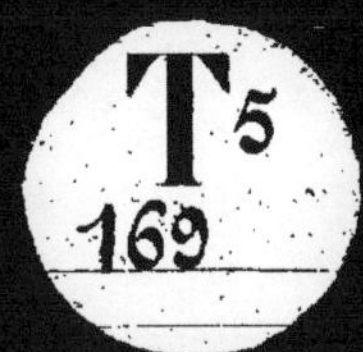

UN NOUVEAU PUDDING

OU

LES INFAILLIBLES

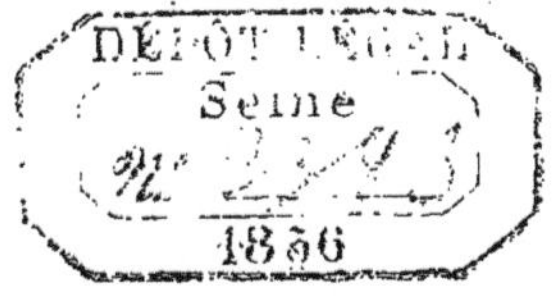

UN

NOUVEAU PUDDING

OU

LES INFAILLIBLES

PAR

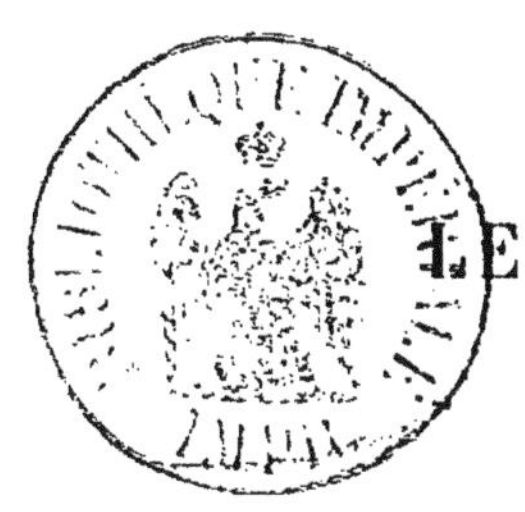

LE DOCTEUR LEBOUCHER

« L'éclectisme, en un mot, c'est l'affirmation personnelle et égoïste du *moi*, érigée en principe philosophique ; c'est la substitution de la raison individuelle à l'autocratie de la raison universelle ; celle du particulier au général ; du variable à l'absolu. »

(*Du vitalisme*, etc., par le docteur P. Pitet.)

PARIS
IMPRIMERIE DE SIMON RAÇON ET COMPAGNIE
RUE D'ERFURTH, 1

—

1856

UN

NOUVEAU PUDDING

OU

LES INFAILLIBLES

Partisans de l'éclectisme, vous êtes dépassés! Voilà le charlatanisme qui emprunte votre bannière et qui fait des réclames avec votre philosophie.

Vous ne vouliez que tout doucettement détrôner l'homœopathie de Hahnemann, cette lime contre laquelle beaucoup de vieux rats et quelques jeunes souris se sont déjà brisé les dents, au profit de je ne sais quelle homœopathie modifiée, revue et considérablement corrigée de M. je ne sais qui; car, jusqu'ici, vous ne l'avez jamais dit.

Vous vous affirmiez timidement en essayant de pousser dans le monde et de faire faire son chemin à l'éclectisme médical. Le hasard vous favorise, car vous allez avoir un auxiliaire qui se pose carrément comme un hercule fier de ses muscles et sûr de sa massue. Qu'allez-vous faire de toutes vos petites herbes de la Saint-Jean en face de ce géant qui a déjà d'un souffle abattu à ses pieds tous les systématiques, tous les méthodistes, les humoristes, les solidistes, les chémiâtres, etc. : Boerhaave, Chr.-L. Hoffmann, Brown, Broussais, Hahnemann et beaucoup d'autres avec tous les galénistes? Vous n'êtes que poussière, c'est moi éclectisme, moi le grand infaillible qui vous le dis! Entendez-vous?... Trop heureux si je me contente de vous écarter, quand je pourrais vous écraser du pied. Relevez-vous et disparaissez, tourbe impudente; place, place à l'éclectisme, et que je ne vous retrouve pas sur la route de ses grands miracles humanitaires qui ont déjà converti à son culte toute l'immense Amérique et la puissante Angleterre. Nous espérons bien faire de la France une seule bouchée; après quoi, prenant le chemin de fer du Nord, nous déjeunerons un beau matin de l'Allemagne, nous goûterons de la vieille Scandinavie, nous ferons un maigre souper de toutes les Russies, et, vainqueurs enfin de toutes les utopies, nous passerons en Orient pour y jouir sous son beau soleil de toute notre gloire et de tous les grands bienfaits dont nous aurons fait jouir l'humanité triomphante et pour toujours guérie!...

O Mangin! noie ton casque et brûle tes crayons! tu n'es plus le roi des phraseurs.

Mais écoutez plutôt, ceci nous vient tout droit de *London;* c'est pourquoi j'appellerai cela le *nouveau pudding*. Allongez un peu les dents et ne soyez pas trop délicats, ici le beurre se mêle souvent à la filasse.

« Notre but, dit l'*Univers médical*, est de populariser l'application du principe de l'éclectisme à la médecine, de répandre dans toutes les classes de la société, aussi bien en France qu'à l'étranger, des notions exactes sur la science médicale, tout en la débarrassant du mystère dont on a trop longtemps cherché à la couvrir.

« Une semblable publication a déjà été accueillie avec enthousiasme et reconnaissance en Angleterre et aux États-Unis, et nous espérons qu'en France on nous saura quelque gré de notre infatigable persévérance à poursuivre le but humanitaire que nous nous efforçons d'atteindre.

« L'éclectisme, comme son nom l'indique (du verbe ἐκλέγειν, choisir), est une méthode philosophique qui, appliquée aux sciences médicales, a pour but de rechercher dans tous les systèmes émis, préconisés ou professés jusqu'à ce jour, les opinions raisonnables, les vérités qui s'y trouvent renfermées, pour en composer un corps de doctrine uniquement basé sur une sage et judicieuse expérience.

« La médecine éclectique est donc la médecine impartiale, la médecine sans préjugés, ne se passionnant pour aucun système, examinant tout, comparant tout, et séparant le vrai du faux (1). »

Vous êtes, en vérité, messieurs, magnifiques de langage. Vous seuls portez vraiment l'humanité dans votre cœur, le monde vous doit des couronnes.

C'est pour vous sans doute que Diderot écrivait qu'*un seul homme de génie peut abréger des siècles d'ignorance*. Attendez pourtant, j'ai comme un souvenir que votre système a déjà été proclamé en meilleurs termes, si c'est possible, par un médecin distingué, avec l'indépendance la plus hardie, avec toute la fierté, dirai-je? non, avec toute la vanité de l'homme qui, se sentant quelque valeur, se laisse facilement aller à s'en exagérer la mesure. On va vite et loin sur cette pente. « *Liberam ego medicinam profiteor; neque a novis, neque ab antiquis sum; sed utrosque, ubi verum colunt sequor.* »

Vous reconnaissez sans doute *Baglivi*. C'est lui qui le premier, probablement, a donné la formule de votre règle en médecine.

Aucune méthode, aucune doctrine, n'atteignent la perfection absolue; et chacun connaît ce vieil adage : *Tout le monde peut se tromper*. Fort de ce thème, le premier beau vaniteux possédant quelque mouture dans son sac vient crier au public : « *Moi* un tel, *moi* Baglivi, *moi* l'*Univers médical*, *moi* qui veux poser comme maître, je vous annonce avoir reconnu que mes prédécesseurs, comme mes contemporains, ont commis des erreurs, mais ils ont aussi fait de bonnes choses; je ne vais pas créer de systèmes, *moi;* je m'établis juge de ceux qui existent, je mettrai de côté tout orgueil d'inventeur; mais je saurai prendre partout ce qu'il y a de bon, élaguer ce qu'il y a de mauvais. Voilà, mes amis, de cette façon, vous êtes bien sûrs que vous n'aurez que du bon et du vrai. Vous n'aurez plus besoin de saluer les noms d'Hippocrate, de Galien, de Paracelse; ils avaient du bon, mais c'étaient des brouillons. Et

(1) *L'Univers médical, journal de la médecine éclectique*. Rédacteur-propriétaire : le docteur de Fillborg.

quand vous entendrez prononcer le nom si importun de Hahnemann, enfoncez votre chapeau, ce n'est qu'un nom qu'il fallait opposer aux anciens pour les faire un peu oublier, pour les démonétiser petit à petit; mais ce n'est pas là qu'est la vérité. Son *Organon*, mes amis, ne contient qu'un *tas de bêtises* qu'il faut laborieusement fouiller pour en faire sortir une truffe; il faut être véritablement un coq pour trouver dans cet *amas de fumier* une seule perle. Je vous dis cela sans vanité, vous en auriez fait tout autant, mes amis.

« J'ai veillé pour vous autant que j'ai pu; car, si j'ai à cœur les intérêts de l'humanité souffrante, je tiens beaucoup aussi, mes chers élèves, à vous faciliter la voie de la vérité, en élaguant toutes les ronces sur votre chemin. Je vous apporte la clef du ciel, étudiez saint Thomas, vous n'aurez plus qu'à marcher tout droit; le monde sera sauvé par vous; je vous en témoigne toute ma gratitude pour lui; merci, merci, mes amis. »

Demandez-leur, à ces audacieux jouteurs, sur quoi ils se fondent pour choisir ainsi, en affirmant l'infaillibilité de leur jugement. Ils ne daigneront pas vous dire pourquoi ceci est bon, pourquoi cela est mauvais.

Il faut les croire sur parole, eux qui n'y croient personne. Il ne faut pas leur demander comment telle conséquence découle de tel principe.

Il y a toujours eu des éclectiques, en médecine comme en philosophie, en religion même (voir saint Clément d'Alexandrie); mais en médecine, le père des éclectiques, c'est véritablement Baglivi, car c'est lui qui en a donné la formule. Au moins il avait la force de porter son enseigne celui-là, la puissance de la faire briller, le talent de la mettre au premier rang. Combien de serviles imitateurs n'en pourraient dire autant!

Encore ce savant distingué a-t-il été très-près de la plus grande vérité en thérapeutique. C'est lui qui a dit : « *Non disputandum, sed experiendum quid natura faciat aut ferat.* » Peut-être y a-t-il dans cette petite phrase plus qu'elle ne paraît contenir au premier abord. Baglivi n'était probablement pas éloigné de l'idée de Haller qui indiquait la nécessité de l'expérimentation des médicaments sur l'homme sain?

Beaucoup de pâles imitateurs de Baglivi, connaissant le peu de sûreté de leur procédé, s'appuient sur le jugement de la foule, qu'ils savent bien être mauvais juge en cette affaire, puisque la logique n'est pas son fait quotidien. Elle ne connaît que ce pont-neuf ainsi formulé : « Il y a du bon et du mauvais partout. »

C'est là, certes, un indice de bon sens, mais non un trait de génie.

Où s'arrête le bon? où commence le mauvais? Quel est le degré de puissance de l'un? quelle est la portée de l'autre? Questions insolubles pour le public, qui, du reste, ne songe guère à se les poser. Content de son adage qu'il prend pour un axiome, il le proclame à bouche largement ouverte et dort content là-dessus.

D'ailleurs, pourquoi chercherait-il? N'a-t-il pas ses oracles, ses éclectiques, son *Univers médical*. Et croyez bien que pour le bon public ces hommes-là seront toujours les plus savants. Pour choisir ainsi, il faut bien qu'ils sachent tout, croit l'excellent public, qui ne se demande pas même si ses oracles ne prennent pas quelquefois un pois pour une fève, l'ombre pour la proie. Non, ils choisissent, ils sont infaillibles. Et, si la foule a des défiances, elle les garde pour ceux qu'une longue et consciencieuse étude des grands principes a rendus maîtres des conséquences logiques et vraiment utiles à l'art de guérir.

Mais ceux-là sont modestes; ils suivent sérieusement le sillon tracé par le génie, dédaignant de se faire proclamer maîtres... en stérilité.

C'est avec cet hiatus béant qu'ils s'apprêtent à avaler le monde entier, suivant l'*Univers médical*. Ils l'avaleront peut-être, mais pour trois jours, comme Jonas fut avalé par le cachalot. Ce qu'il y a de curieux, c'est que dans ce monde de mirmidons, il y a souvent des disciples plus grands que le maître d'assez de coudées pour voir par-dessus la tête de celui-ci bien au delà de son horizon ; voilà pourquoi l'école resterait souvent sans oreilles, si l'écho des murailles ne faisait un peu d'illusion à celles du maître.

Si quelqu'un me dit que l'éclectisme ne date pas de Baglivi, je répondrai que je ne l'en ai fait le père que comme auteur de la formule de cette manière de voir, qui n'exige ni invention ni génie. J'ai dit aussi qu'il y avait eu des éclectiques dans tous les temps. De sorte que les partisans de ce système peuvent aussi s'appuyer sur la tradition : car tout a sa tradition.

Vous avez au moins la noblesse de l'ancienneté, messieurs, sinon la valeur de la race. Je veux vous faire une généalogie, et je vais montrer que, si vous êtes bâtards en fait de science, vous êtes du moins très-légitimes en fait de filiation. Vous prenez date au moment où il y eut deux opinions sur la terre. Il y eut alors nécessairement deux termes opposés, divergence en plus, divergence en moins.

L'accord ne pouvait s'opérer que de deux manières : ou par absorption, ou par un équilibre. Par absorption, en invoquant une idée supérieure aux deux idées discordantes et capable de les concilier en leur donnant une origine commune et des raisons d'être suffisantes. Ce procédé ne peut émaner que du génie.

J'aurais du bonheur à trouver qu'il est celui des éclectiques.

Le second procédé de conciliation s'appelle *médiateur*. Il est le fait d'un esprit qui, ne voyant dans chaque opinion, ou dans chaque doctrine, si vous voulez, que les termes communs et non les dissemblables, fait plus ou moins habilement valoir cet avantage et peut concilier pour un moment les opposants fatigués de la lutte. Ou bien encore ce sera le fait d'un esprit qui ne verra contrairement au premier que les dissemblances, et, s'en faisant une arme contre les deux opinions, arrive quelquefois à leur prouver qu'elles ne sont qu'un échafaudage systématique auquel il faut renoncer, en ce qui est de la prétention à gouverner l'opinion.

Vos deux opinions, prises séparément, ont cependant du bon, dit le conciliateur, et, croyez-moi, faites, à l'occasion, votre profit de ce que chacun de vous possède d'incontestable et marchez en sécurité sans jamais chercher à savoir comment le monde roule sur vos têtes.

La phrénologie assignerait à ce procédé de conciliation que j'appelle *médiateur* deux sources : l'une qui s'appelle la *bienveillance*, et l'autre la *vanité*, cette puissance qui domine autocratiquement tant de caractères.

La première, qui souvent ne voit pas plus loin que le bout du nez dans la circonscription de son cœur, met tout en œuvre pour faire renaître l'accord entre les dissidents. Sa logique, c'est la bonté, c'est le besoin d'union, de concorde, c'est le bonheur de voir sans cesse tous les cœurs à l'unisson ; le mérite, l'empire, l'utilité des idées, des conceptions hardies ou problématiques, grandioses, ou pleines de bienfaits pour le monde, ne l'occupent pas, ne troublent pas la placidité de son âme, n'interrompent pas les élans généreux de son cœur ; il n'a d'idées, de sens et d'amour que pour la cordialité, que pour l'harmonie. Quand elle a remis tous les cœurs au calme, quand elle les a fait vibrer à l'unisson, c'est alors qu'elle jouit de toute la plénitude de son bonheur ; c'est alors que, pour elle, le ciel s'est abaissé jusqu'à la terre.

Mais l'homme, animal misérable et orgueilleux, suivant Pline l'Ancien, n'a pas que des instincts généreux, et c'est fort heureux pour lui, car dans notre monde tel qu'il est, il serait souvent dupe. Il a aussi l'instinct de sa personnalité, ce qui devait être puisqu'il a une individualité distincte. On a beau faire, le *moi* est et sera toujours un des pôles du monde moral ; car pour avoir connaissance du reste, il faut tout d'abord qu'on ait conscience du *moi*. Mais si j'établis sa nécessité, je ne prétends pas justifier ses exagérations et son besoin quelquefois outré de prépondérance.

Ce *moi* peut être quelquefois magnifique à force de grandeur, à cause de son importance; il peut être très-laid à force de petitesse, d'impertinence, de puérilité; importun à force de prétention et de vulgarité. Le *moi* du génie même ne supporte pas de trop fréquentes apparitions, autrement il en serait de lui comme de certains mets rares et de haut prix qui, de morceaux de choix, deviennent de simples rogatons, si on les sert trop souvent.

Que sera-ce donc de ce petit *moi* qui fourre son nez partout? Il n'était déjà que simple capilotade!...

Je dis cela pour l'éclectisme qui s'intitule modestement *méthode philosophique* et qui se dit *impartial*, *sans préjugés*, *ne se passionnant pour aucun système*, *examinant tout*, *comparant tout et séparant le vrai du faux*.

Beau langage, ma foi, mais de réalité point!

O vanité des vanités! Non, ceci est même trop et sort d'une bouche trop éloquente pour vous être appliqué, partisans de l'éclectisme; c'est puérilité des puérilités que je devais dire!

Eussiez-vous même le génie pour vous qu'on ne comprendrait pas encore cette présomptueuse fatuité qui vous pousse à vous targuer d'impartialité, d'absence de préjugés, de qualité pour comparer tout, d'habileté à séparer le vrai du faux.

Que si la méthode que vous mettez sur un piédestal n'est qu'une simple parade, qu'une innocente bouffonnerie avec laquelle vous voulez réjouir le cœur des simples, oh! dites-le, alors, et, bien loin de nous fâcher, nous rirons au contraire et du meilleur cœur. Jamais les plaisanteries, jamais les fantaisies, le rire et la gaieté, ne nous ont causé de grand déplaisir, tout au plus un peu d'ennui.

Votre méthode composée de toutes sortes de pièces et de beaucoup de trous, *unus et alter assuitur pannus*, vous pouvez la dérouler à votre aise et nous montrer comment elle se termine en vilaine queue de poisson, *atrum desinit in piscem;* vous nous verrez applaudir aux premiers rangs.

Si même nous étions sûrs que les chefs de la chose, l'appellerez-vous école? fussent gens de conviction, nous garderions quelque respect; car nous savons les égards dus à la sincérité, que nous la trouvions chez les gens d'esprit, chez les simples, chez les imbéciles ou chez les fous. Enfin, nous acceptons la conviction.

Mais c'est aussi notre conviction, à nous, qui nous force à dire à ces chefs qu'ils sont impuissants, et que leur doctrine est féconde comme tout chat qui a fait, malgré lui, le pèlerinage du pont Neuf; je ne veux pas dire, comme d'autres, qu'elle vaut un mulet; si la bête n'est pas féconde, elle rend du moins de grands services.

Ces maîtres-là veulent une école et pour cela ils font du bruit; ils se servent de l'éclectisme comme de grelots, sachant bien que la foule a plus d'oreilles que de jugement. La foule juge encore tant de choses par le bruit et par le volume!

J'ai dit que les maîtres en l'art *d'éclectiser* sont sincères; c'est que, pour croire le contraire, il faudrait nier leur intelligence, ce que personne ne fera.

Impuissants à produire une œuvre et voulant gravir les sommets élevés de la science, au lieu d'assembler les pièces suivant leur coupe et suivant leur forme, ils les cousent au hasard et pour se donner des airs d'ajusteurs habiles, ils taillent et coupent au gré de leur fantaisie. Et quand le tour est fait, ils montrent l'œuvre, et, s'il y a beaucoup de vues faibles, les coutures passent inaperçues et on en proclame les auteurs gens habiles. C'est là leur marotte.

Habiles, en effet; pour arriver au sommet, ils ne montent pas les degrés, ils se font élever à l'aide d'un mécanisme comme des paralytiques.

Je veux croire à leur bonne foi, quoiqu'ils sachent aussi bien que moi, simple mortel, que tous les faits d'une science se relient entre eux par une série de principes secondaires qui se relient eux-mêmes à d'autres principes plus élevés, plus compréhensifs, de manière à former successivement comme les rameaux, les branches, et enfin le tronc principal d'un arbre merveilleux; ou bien, comme les différents arceaux d'un monument se relient entre eux par des clefs de voûte, sous un ordre unitaire d'architecture; soit, si vous le voulez, pour former la tour dont parle Bacon.

Mais dans l'éclectisme je ne vois que des ramuscules se reliant à peine à des rameaux: où sont les branches et les troncs? je regarde partout et je ne vois rien, parce que ces ramuscules et ces rameaux appartiennent tous à des arbres différents.

L'éclectisme est comme le *Capharnaum* d'un vieux juif; on y trouve de tout, depuis la musette de l'Auvergnat, jusqu'à la peau de crocodile, depuis le vieux bahut jusqu'à la sacoche, depuis le stradivarius jusqu'à la serinette, depuis les perles fines et les pierreries jusqu'à la verroterie. Mais, dites-moi, quel rapport il y a entre le contenant et le contenu? Enfin, dans ce système, on trouve de tout excepté un rapport, une mesure commune, un critérium, un étalon, auquel puisse se rapporter chaque détail.

L'éclectisme est donc un principe (pardon du mot, mais il y a des gens assez osés pour en abuser jusque-là), l'éclectisme est donc un principe qui a de l'analogie avec ce qu'il enserre, comme le serpent avec sa proie.

Je veux croire à la bonne foi des éclectiques, quoique cependant ils n'ignorent pas qu'un principe découvert par un homme de génie et livré à l'intelligence et à l'étude des hommes de science est comme une vaste contrée nouvelle livrée à l'activité et au travail des agriculteurs pour lui faire produire tout ce qui peut s'approprier à la nature de son sol, en le fécondant par le travail, en défrichant les parties incultes, arrosant celles qui sont arides, peuplant celles qui sont désertes, en travaillant avec ardeur à faire du tout une véritable terre de promission.

S'ils savent cela, ils comprennent donc aussi bien que moi la nullité de leur prétendu principe.

Mais parce que je conteste ce qu'ils affirment, parce que je montre l'erreur de ce qu'ils offrent à la crédulité, la trame de leur mauvais tissu, peut-être m'accuseront-ils de porter atteinte à la liberté de penser? Peut-être crieront-ils que je veux les ramener au joug du despotisme scolastique?

Il n'y a pas de despotisme scolastique quand on peut librement appliquer ses efforts et son intelligence à faire sortir d'un principe toutes les conséquences qu'il contient, à mettre en évidence celles qui n'ont pas encore été aperçues, à critiquer celles qu'on en a voulu tirer sans légitimité, à remettre à leur place celles qui se sont égarées, à produire celles qui sont restées en chemin, à proclamer, enfin, un principe plus large, plus vrai par son élévation, plus compréhensif par son étendue, plus riche par la quantité d'applications pratiques.

Où pourrait-on trouver là dedans quelque chose du despotisme scolastique? Où pourrait-on me montrer là un lit de Procuste, puisqu'on peut toujours s'en faire un plus long? Il faut pour cela si peu de chose! du génie seulement.

Si nous avons le devoir de ne rien imposer, nous avons aussi le droit de demander à l'éclectisme une explication satisfaisante de l'application, dans un but commun, et dont la santé est l'enjeu, d'une foule de moyens hétérogènes dont on ne sait rien, pas même *ab usu in morbis*.

Choisissez tant que vous voudrez, *éclectisez* à votre aise; du moins ne vous en vantez pas.

Vous avez la liberté de penser, personne ne le proclame plus haut que nous; mais on vous saurait gré de garder pour vous les choses que la raison, que l'expérience, que la théorie, ne peuvent avouer, et d'offrir seulement celles qui ont une base réelle dans la logique comme dans les faits.

A ces conditions, vous nous paraîtrez sérieux; jusque-là nous nous rions de l'éclectisme, ce vieux liége renouvelé des Grecs, qu'on submerge sans cesse et qui surnage toujours pour flotter au gré des eaux et des vents jusqu'à ce qu'il se soit assez chargé de détritus et de limon pour disparaître enfin. Mais, bah! le liége est si commun, que bientôt un autre morceau remplace le premier.

Tout animal comme toute plante a ses parasites; toute vérité a ses contradicteurs; toute œuvre d'art a sa caricature, pourquoi la science, pourquoi les principes n'auraient-ils pas aussi leurs parasites? Ils ont l'éclectisme, dont le premier mérite et la principale vertu sont de n'avoir ni l'un ni l'autre.

www.ingramcontent.com/pod-product-compliance
Ingram Content Group UK Ltd.
Pitfield, Milton Keynes, MK11 3LW, UK
UKHW020550230726
13925UKWH00006B/2499

9 782013 673891